CON GRIN SUS CONOCIMIENTOS VALEN MAS

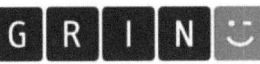

La superación profesional del personal de enfermería

Anisley Hernández

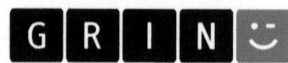

Bibliographic information published by the German National Library:

The German National Library lists this publication in the National Bibliography; detailed bibliographic data are available on the Internet at http://dnb.dnb.de.

ISBN: 9783389037546
This book is also available as an ebook.

© GRIN Publishing GmbH
Trappentreustraße 1
80339 München

Print and binding: Books on Demand GmbH, Norderstedt, Germany
Printed on acid-free paper from responsible sources.

The present work has been carefully prepared. Nevertheless, authors and publishers do not incur liability for the correctness of information, notes, links and advice as well as any printing errors.

GRIN web shop: https://www.grin.com/document/1431658

TÍTULO: LA SUPERACIÓN PROFESIONAL DEL PERSONAL DE ENFERMERÍA DE
LA ATENCIÓN PRIMARIA DE SALUD EN TEMAS DE ALIMENTACIÓN Y NUTRICIÓN HUMANA.

Investigación
Original

TÍTULO:

LA SUPERACIÓN PROFESIONAL DEL PERSONAL DE ENFERMERÍA DE

LA ATENCIÓN PRIMARIA DE SALUD EN TEMAS DE ALIMENTACIÓN

Y NUTRICIÓN HUMANA.

Autora Principal: [1]MSc. Anisley Cazañas Hernández.

1. MSc. Educación Superior, Licenciada Nutrición y Dietética, Profesora Asistente Email:
Centro Trabajo: Universidad Ciencias Médicas Cienfuegos. Cuba.

TÍTULO: LA SUPERACIÓN PROFESIONAL DEL PERSONAL DE ENFERMERÍA DE LA ATENCIÓN PRIMARIA DE SALUD EN TEMAS DE ALIMENTACIÓN Y NUTRICIÓN HUMANA.

Investigación Original

Resumen.

En la actualidad, cobra gran importancia la superación profesional del personal de enfermería, para enfrentar las exigencias cada vez más elevadas de la sociedad del siglo XXI, reto importante que enfrenta la Educación Médica en el ámbito internacional y nacional. La investigación se inserta en el perfeccionamiento de la superación profesional en enfermería. Los métodos teóricos y empíricos utilizados permitieron establecer los fundamentos que condujeron a sistematizaciones, así como al diagnóstico del estado actual del conocimiento que posee el personal de enfermería de la atención primaria de salud (APS) sobre alimentación y nutrición humana. Las universidades médicas en Cuba se encuentran inmersas en un proceso de revisión exhaustiva de los programas de superación de los profesionales en correspondencia con las demandas sociales de los servicios de salud. En este contexto, la calidad en la formación de los profesionales de enfermería ha sido interés de las autoridades del Ministerio de Salud Pública (MINSAP) y de la Educación Médica. La estrategia de superación profesional para el personal de enfermería que se propone, constituye un aporte a la superación profesional de la Educación Médica en general y de la enfermería en particular.

Palabras Claves. Superación profesional, Alimentación y Nutrición, Estrategia.

INTRODUCCIÓN.

La Organización de las Naciones Unidas para la Educación, la Ciencia y la Cultura (UNESCO), en la conferencia mundial sobre la educación superior 2009, describe que, ante la complejidad de los desafíos mundiales, presentes y futuros, la educación superior tiene la responsabilidad social de hacer avanzar la comprensión de problemas polifacéticos con dimensiones sociales, económicas, científicas y culturales, así como la capacidad de hacerles frente. La educación superior deberá asumir el liderazgo social en materia de creación de conocimiento de alcance mundial para abordar retos mundiales.

La Educación Superior en Cuba a partir de los cambios ocurridos en la sociedad desde la década del 90, ha reclamado elevar la calidad de la formación integral de los profesionales, además de perfeccionar el trabajo político ideológico, para ello: la educación superior tiene que asumir un papel cada vez más protagónico en los retos

TÍTULO: LA SUPERACIÓN PROFESIONAL DEL PERSONAL DE ENFERMERÍA DE
LA ATENCIÓN PRIMARIA DE SALUD EN TEMAS DE ALIMENTACIÓN Y NUTRICIÓN HUMANA.

Investigación
Original

colosales que enfrenta la humanidad. Desde esta perspectiva, en las proyecciones para la Salud Pública cubana hacia el año 2021, el Ministerio de Salud Pública (MINSAP) se plantea que los recursos humanos constituyen la mayor fortaleza en el cumplimiento de la política de alta prioridad del Estado cubano, la satisfacción de las necesidades siempre crecientes de salud de la población, por lo que la Educación Médica cubana tiene como fin la formación y desarrollo de profesionales de la salud con elevados niveles en lo científico-tecnológico y de responsabilidad social.

Las universidades médicas en Cuba se encuentran inmersas en un proceso de revisión exhaustiva de los programas de superación de los profesionales en correspondencia con las demandas sociales de los servicios de salud. En este contexto, la calidad en la formación de los profesionales de enfermería ha sido interés de las autoridades del Ministerio de Salud Pública (MINSAP) y de la Educación Médica, en relación con el desempeño en los servicios de enfermería, que exigen de una práctica competente en el ejercicio de la profesión, según expresó Díaz - Canel (2012).

Los nuevos escenarios y condiciones complejas del siglo XXI a nivel internacional y nacional muestran un contexto muy diferente al que existía en la década de los años setenta del pasado siglo, cuando se iniciaron los estudios universitarios de Enfermería en Cuba. Se plantean nuevos desafíos en la formación del personal de enfermería como consecuencia de la globalización; los grandes avances tecnológicos y masificación de las nuevas tecnologías de comunicación e información; los cambios en los perfiles sociodemográficos y epidemiológicos; nuevas demandas de acceso de la población a los servicios de bienestar social entre los que se encuentra la nutrición y alimentación humana; profundización de la sociedad del conocimiento que promueve la educación a lo largo de la vida y la renovación permanente de los saberes en el profesional de enfermería.

Cáceres (2011) enfatiza que ante estos desafíos le corresponde a la Educación de Posgrado como una de las direcciones principales de trabajo de la Educación Médica, responder a las necesidades de la comunidad demandante, en este caso centrar la atención en la superación profesional del personal de enfermería.

Desde varias décadas se ha dedicado amplia atención a la educación de postgrado en Cuba. En la Resolución 140/2019 (Reglamento de Postgrado del Ministerio de

TÍTULO: LA SUPERACIÓN PROFESIONAL DEL PERSONAL DE ENFERMERÍA DE
LA ATENCIÓN PRIMARIA DE SALUD EN TEMAS DE ALIMENTACIÓN Y NUTRICIÓN HUMANA.

Investigación
Original

Educación Superior), se concibe como el nivel más alto del sistema de educación que garantiza la superación permanente de los graduados universitarios, caracterizada esencialmente por la flexibilidad, el rigor de la calidad de los programas yenfatiza en el trabajo colaborativo. Para su implementación se estructura en: superación profesional, formación académica de posgrado y doctorado, de estas se derivan varias formas organizativas que se diferencian por su objetivo y diseño curricular.

En la revisión de la literatura sobre el tema de la superación profesional se identificaron varios autores que han disertado al respecto, entre ellos: Salas (2000,2017); González, M. (2013); González, RT (2017) y Ramos, (2017). Los citados autores consideran que se debe seguir trabajando en el tema porque se encuentra en constantes transformaciones en el sector de la educación superior. Enfatizan que la educación superior cubana está destinada a desempeñar un rol fundamental en el proceso de superación del capital humano y contribuir al cambio de mentalidad y a la aplicación de nuevos métodos y formas organizativas en la superación profesional.

González (2018) refiere que la superación es un proceso gradual que ocurre a lo largo de toda la vida desarrollándose a través de ella aprendizajes significativos no solo son válidos para el ejercicio de una actividad profesional o laboral, sino también para la vida social, familiar, civil e incluso, para la vida cotidiana de las personas; todo lo cual exige la vinculación armónica de la superación profesional con el trabajo.

Por su parte Figueredo (2019) considera que las exigencias actuales(…) hace necesario que cada día se busquen y experimenten nuevas formas de superación profesional, al tener como eje del proceso de enseñanza-aprendizaje, al sujeto que aprende; procurándose que el aprendizaje sea significativo para él y le propicie una educación que le aporte un especial valor a los aspectos éticos y morales, que tenga como base cuatro pilares fundamentales: "aprender a conocer, aprender a actuar, aprender a vivir juntos y aprender a ser". Por ello es necesario trabajar en la superación profesional del personal de la salud.

Valiente (2001) reconoce que la superación es un proceso, que tiene un carácter continuo, prolongado, permanente y transcurre durante el desempeño de las funciones docentes o directivas, su finalidad es el desarrollo del sujeto para su mejoramiento profesional y humano, sus objetivos son de carácter general: ampliar,

TÍTULO: LA SUPERACIÓN PROFESIONAL DEL PERSONAL DE ENFERMERÍA DE

LA ATENCIÓN PRIMARIA DE SALUD EN TEMAS DE ALIMENTACIÓN Y NUTRICIÓN HUMANA.

Investigación
Original

perfeccionar, actualizar, complementar conocimientos, habilidades, capacidades, y promover el desarrollo y consolidación de valores.

El interés en la superación profesional del personal de enfermería en las esferas científico-técnica es cada vez mayor, aunque todavía queda mucho por hacer. Se reconocen los avances que ha experimentado la enfermería cubana, pero aún subsisten barreras fundamentales para el desarrollo de la enfermería en el ámbito de la actualización y profundización de conocimientos y habilidades en temas de alimentación y nutrición humana dentro de la educación de posgrado, a pesar del pronunciamiento realizado por la Organización Mundial de la Salud (2003) donde declara que la nutrición y la alimentación son procesos importantes para el desarrollo del ser humano. La mala nutrición se asocia con defectos en el consumo de alimentos, defectos en las diversas funciones fisiológicas con aumento del riesgo de desarrollar y contraer enfermedades, siendo consideradas la nutrición y la alimentación como parte de los principios determinantes en el proceso de salud y enfermedad.

En el ámbito internacional, Costa, y López (2008) destacan en sus trabajos que dentro de las actividades que desarrolla el personal de enfermería, se integra también la educación nutricional, la cual tiene por objetivo asegurar un adecuado estado nutricional o lograr la recuperación de la tendencia del crecimiento.

En Cuba, González, M. (2013) destaca que la enseñanza de la nutrición y alimentación humana dentro del plan de estudios de la carrera de Enfermería se limita al abordaje indirecto dentro de algunas asignaturas dispersas dentro del currículo general, sin que constituya un objetivo específico dentro del proceso docente-educativo.

La literatura consultada, aunque constituyen referentes importantes, abordan poco la superación profesional del personal de enfermería en temas relacionados con la alimentación y nutrición humana, contextualizado a la atención primaria de salud. Sin embargo, en la actualidad, los aspectos referentes a la alimentación y nutrición humana, resultan un tema dinámico y discutido, ya que dependen tanto de factores biológicos, químicos y geográficos, como de los histórico - sociales, culturales, religiosos, económicos e incluso políticos. Por esta razón la educación nutricional

TÍTULO: LA SUPERACIÓN PROFESIONAL DEL PERSONAL DE ENFERMERÍA DE LA ATENCIÓN PRIMARIA DE SALUD EN TEMAS DE ALIMENTACIÓN Y NUTRICIÓN HUMANA.

Investigación
Original

tiene gran importancia, ya que a través de la misma se puede influir en la formación de hábitos alimentarios correctos, que redundarán en el logro de una vida más sana.

Como resultado de las indagaciones empíricas y teóricas realizadas en la etapa exploratoria de esta investigación, y la experiencia de la autora, se pudo resumir que el personal de enfermería que labora en la atención primaria de salud, presenta dificultades en determinar las necesidades sobre el estado nutricional de los pacientes para brindar los cuidados alimentarios y nutricionales que se requieran. Se logró además identificar dentro de los antecedentes de esta investigación un conjunto de situaciones problemáticas que se refieren a continuación:

❖ Carencias en la formación inicial del Licenciado en Enfermería, no se incluye en el currículo contenidos relacionados con la alimentación y nutrición humana.

❖ Insuficientes conocimientos del personal de enfermería sobre alimentación y nutrición humana que posibilite la detección oportuna de la desnutrición y sus complicaciones y la mejora de los cuidados alimentarios y nutricionales de los pacientes en la atención primaria de salud.

❖ Limitadas oportunidades en la formación de posgrado en el diseño de cursos relacionados con temáticas actualizadas sobre la alimentación y nutrición humana.

❖ Escasa preocupación por el estado nutricional de los pacientes en la atención primaria de salud, no siempre el estado nutricional queda contemplado dentro de las necesidades identificadas en el paciente.

Del análisis de los factores que inciden en estas situaciones problémicas se decidió enfrentar la contradicción que aparece en el siguiente problema científico: ¿Cómo contribuir a la superación profesional del personal de enfermería de la atención primaria de salud (APS), en temas de alimentación y nutrición humana, que posibilite la mejora de los cuidados alimentarios y nutricionales de los pacientes?

Se identifica como objeto de estudio: El proceso de superación profesional del personal de enfermería de la atención primaria de salud (APS). Constituye así, el campo de acción de la investigación: la superación en temas de alimentación y nutrición humana parala mejora de los cuidados alimentarios y nutricionales de los pacientes.

TÍTULO: LA SUPERACIÓN PROFESIONAL DEL PERSONAL DE ENFERMERÍA DE

LA ATENCIÓN PRIMARIA DE SALUD EN TEMAS DE ALIMENTACIÓN Y NUTRICIÓN HUMANA.

Investigación
Original

Entre los métodos del nivel teórico se utilizan:

Histórico-lógico: Permitió la búsqueda de los fundamentos para realizar el estudio del objeto de la investigación referido a la estrategia de superación profesional delpersonal de enfermería de la (APS); en temas de alimentación y nutrición humana.

Inductivo-Deductivo: Para la determinación de tendencias, posiciones teóricas, y regularidades a partir del diagnóstico y describir las características generales.

Analítico-Sintético: Para procesar e interpretar la información obtenida de las fuentes consultadas, así como los instrumentos que se aplican para evidenciar la preparación delpersonal de enfermería de la (APS); en alimentación y nutrición humana.

Entre los métodos y técnicas del nivel empírico se utilizaron:

Análisis de documentos: se empleó para la revisión de documentos de la educación de pregrado y posgrado con la finalidad de constatar los objetivos y contenidos relacionados con el tratamiento de la enseñanza de alimentación y nutrición humana, determinar las potencialidades y necesidades de superación profesional del personal de enfermería de la (APS); en temas de alimentación y nutrición humana.

Encuesta al profesional de enfermería: Se aplicó para identificar las las potencialidades y necesidades de superación profesional del personal de enfermería de la (APS); en temas de alimentación y nutrición humana, a partir de sus propios criterios.

Población y Muestra. Se trabajó con una población conformada por 63 profesionales de enfermería. Para la muestra se seleccionó de forma intencionada 50 profesionales de enfermería para un 79,36%; todos los participantes laboran en la Atención Primaria de Salud (APS) Policlínico Área 7, en el Reparto Pastorita del municipio de Cienfuegos.

Métodos matemáticos estadísticos. Los datos obtenidos de la aplicación de los instrumentos se procesaron en el paquete estadístico SPSS 20.0 (Stadistic Pakquetfor Social Science), utilizándose los métodos matemáticos como el cálculo porcentual.

Desarrollo.

Luengo y Sanhueza (2016), concuerdan con Carvalho (2011) al afirmar que el progreso científico tecnológico en el ámbito de la salud a nivel mundial, genera

TÍTULO: LA SUPERACIÓN PROFESIONAL DEL PERSONAL DE ENFERMERÍA DE LA ATENCIÓN PRIMARIA DE SALUD EN TEMAS DE ALIMENTACIÓN Y NUTRICIÓN HUMANA.

Investigación Original

nuevas demandas de las profesiones hacia las universidades, estudios develan que "la atención de enfermería constituye un verdadero reto en un mundo globalizado" dado al desarrollo económico, político y sociocultural de cada región, así la superación de estos profesionales debe de ser un asunto en constante "cuestión".

Rojas (2011) refiere que una estrategia principal desde los inicios de la Revolución, ha sido y es, la atención primaria de salud (APS), aun cuando esta, conceptualmente no estuviera definida como se le reconoce en la actualidad universalmente: como estrategia fundamental de los Sistemas de Salud. Entre otras consideraciones, la (APS) es sustento imprescindible, para lograr la total cobertura de la población con los servicios de salud a ella destinados y, tan importante como esta, facilitarle el acceso a esos servicios.

Por su parte, Benet (2013) afirma que la Atención Primaria de Salud (APS) constituye el pilar esencial del sistema universal de salud pública de Cuba. Los equipos integrados por el médico y la enfermera de la comunidad, los policlínicos comunitarios, los hogares maternos, los centros de salud mental y los centros de día para adultos de la tercera edad (…).

Padilla y otros (2014) destacan que con el Modelo del Médico y la Enfermera de la Familia, fueron ganando los profesionales y técnicos incorporados, el merecido crédito de sus aportes a servicios de atención a la salud con fuerte capacidad resolutiva y alcance a los heterogéneos problemas de salud de la población (…). En opinión de González, Cuesta y otros (2018) es la expresión más acabada de la aplicación de la estrategia de atención primaria de salud (APS). Aún muestra potencial para la mejora en la organización, la calidad y la eficiencia de los servicios de salud en el primer nivel de atención de salud.

Torres, Urbina, Segredo, y Fernández. (2005) señalan que en la década del 80 surge un nuevo modelo para la atención primaria que fortalece y distingue a la organización del Sistema Nacional de Salud, el cual se mantiene hasta la actualidad. En este modelo el personal de enfermería pasa a formar parte del equipo básico de salud o del médico y la enfermera de la familia y adquiere una responsabilidad cualitativamente superior al definirse, para este binomio, objetivos específicos de trabajo, entre los que se destaca los cuidados alimentarios y nutricionales de los pacientes en comunidad.

TÍTULO: LA SUPERACIÓN PROFESIONAL DEL PERSONAL DE ENFERMERÍA DE
LA ATENCIÓN PRIMARIA DE SALUD EN TEMAS DE ALIMENTACIÓN Y NUTRICIÓN HUMANA.

Investigación
Original

Por su parte, Martínez F. (2006) concuerda con Alonso O, Lazo M, Ávila M. (2015) al precisar que la práctica de gestión del cuidado de Enfermería, tiene que ser coherente, contextualizada, personalizada, humana y participativa, debe establecerse sobre el compromiso profesional de mejorar continuamente los cuidados de Enfermería. Dentro de los cuidados se consideran los relacionados con la alimentación y nutrición de los pacientes en función de la calidad de vida, mediante la orientación y prevención en la comunidad.

En Cuba, algunos centros asistenciales de la (APS), presentan dificultades y enfrentan el gran reto de cambiar las conductas alimentarias y nutricionales sobre la base, además el propio colectivo no sabe dar respuesta a muchas de las preguntas que a diario se formulan y solo ven esta preparación como algo casual y no con el carácter, la sistematización y la importancia que tiene, donde el ejemplo del profesional es fundamental en la teoría y la práctica.

Barco, Ramírez, Alvárez y Rodríguez F. (2017), coinciden con otros autores al afirmar que cuando la educación sobre la nutrición y alimentación humana forma parte de la superación profesional del personal de enfermería, se obtienen resultados positivos para la mejora de los cuidados alimentarios y nutricionales de los pacientes en comunidad. Indican que entender las dimensiones de la dieta, alimentación y seguridad alimentaria puede mejorar la calidad de vida de los pacientes en la comunidad y en la sociedad en general.

Díaz-Canel durante el encuentro, realizado en el Palacio de la Revolución en el 2020 subrayo." Muchas veces reducimos los debates solo a la producción de alimentos, consideró, sin abarcar otros procesos que también intervienen, como «la introducción de resultados científicos, los problemas en la comercialización y la distribución, el consumo asequible, la nutrición, los buenos hábitos y, en fin, de cuentas, la implicación de la alimentación y la nutrición en la salud de nuestro pueblo". También acentúo" estamos lejos de la soberanía alimentaria y nutricional. Y eso es grave".

Teniendo en cuenta lo planteado por diversos científicos internacionales y nacionales, la investigadora aplicó una encuesta al profesional de enfermería con el objetivo de identificar las potencialidades y necesidades de la formación que posee el personal de

TÍTULO: LA SUPERACIÓN PROFESIONAL DEL PERSONAL DE ENFERMERÍA DE
LA ATENCIÓN PRIMARIA DE SALUD EN TEMAS DE ALIMENTACIÓN Y NUTRICIÓN HUMANA.

Investigación
Original

enfermería sobre la problemática relacionada con la alimentación y nutrición humana, a partir de sus propios criterios, a continuación se exponen sus resultados. (Anexo 1).

Resultados del análisis de la encuesta al profesional de enfermería.

La encuesta realizada al personal de enfermería que constituye la muestra (50) permitió profundizar en las potencialidades y necesidades de superación que posee sobre la problemática relacionada con la alimentación y nutrición humana, Con la finalidad de argumentar la necesidad de la Estrategia de Superación profesional,se elaboró un cuestionario (anexo 2)cuyos resultados se muestran a continuación.

En la pregunta número uno relacionada con la experiencia profesional y la formación académica posgraduada de los profesores. El 38 % de los trabajadores tiene más de 20 años; el 32 % de 10 a 15 años; 20% de 16 a 20 años y el 10 %de 6 a 10 años. Están especializados en Medicina General Integral el 50%, Cuidados en el Adulto Mayor 30 %; el 10% en Ginecoobstreticia y Medicina Natural y Tradicional. Los encuetados informan que han participado en diplomados correspondientes a sus especialidades.

En la pregunta numero dos relacionada con el conocimiento que poseen sobre alimentación y nutrición humana el 100 % de los entrevistados plantean que rara vez en el plan de estudio de su carrera recibió temas de nutrición. Con respecto a la definición de los conceptos de nutrición y alimentación fluctúan entre mal 80%, regular 14% y bueno 6%, por lo que se constata que existen dificultades en la identificación de las definiciones de los principales términos de la ciencia. En correspondencia con la identificación problemáticas de salud y su relación con la nutrición –alimentación oscilan entre mal 70%, regular 20% y bueno 6%, lo que contribuye a identificar que los participantes excluyen que el cambio climático, la inseguridad alimentaria, alimentación complementaria tardía, el desconocimiento de las guías alimentarias para niños cubanos inciden en el cuadro de salud de una población o individuo.

La pregunta tres relacionada con la obtención de la información reflejo que el estado de formación de los entrevistados el 20% fue mediante el cine, televisión, radio; el 6% a

TÍTULO: LA SUPERACIÓN PROFESIONAL DEL PERSONAL DE ENFERMERÍA DE

LA ATENCIÓN PRIMARIA DE SALUD EN TEMAS DE ALIMENTACIÓN Y NUTRICIÓN HUMANA.

Investigación
Original

través de las (TIC, eventos científicos, prensa plana y escrita) eventos científicos, 60% internet, 2% a través de trabajos científicos.

La pregunta cuatro relacionada con la formación posgraduada recibida sobre alimentación humana el 8% de los entrevistados coinciden en medianamente favorable; el 92% poco favorable no han participado en cursos de superación profesional, por lo que el grado de satisfacción en su formación es baja para un 100%. En las formas de superación el 100% de los entrevistados optaron por cursos de posgrados y diplomados, también seleccionaron la realización de talleres 70%, entrenamiento 50%, debate científico 26 %, seminarios 30%, autopreparación-autosuperación 24%, intercambio de experiencias el 22%, conferencias 18% y asesorías 8%.

En las necesidades de valoración de superación profesional para enfrentar las funciones asistenciales y administrativas del área de salud en relación con la alimentación y nutrición humana el 100% de los encuestados tiene una expectativa alta. El 58% de los participantes plantean que se encuentran en condiciones de una colaboración con enfoque multidisciplinario y el 20% de desarrollar algunos temas en las modalidades de superación que se implementen y el 18% de diseñar actividades asistenciales y administrativas.

En el inciso 4.8 sobre las necesidades en los temas a profundizar y actualizar correspondiente a la pregunta cuatro el 62 % de los entrevistados sugirieron la elaboración de temas en Nutrición y alimentación básica en los diferentes ciclos de la vida. Los participantes recomendaron que se relacionen los diferentes ciclos de vidas con el manejo alimentario y nutricional de las enfermedades acordes al cuadro de salud del país y Cienfuegos. El 14% seleccionaron las temáticas de Nutrición en el adulto y la tercera edad, 10% Nutrición y alimentación en pediatría, Nutrición y alimentación en la embarazada 8%, 6% Nutrición en las enfermedades los diferentes ciclos de la vida.

El 88 % de los encuestados reflejaron que el tratamiento que se da sobre la alimentación y nutrición humana tiene un enfoque interdisciplinar, además el 12% conocen que tiene a su alcance algunas fuentes como libros, revistas, etc para realizar la autopreparación que contribuya a un óptimo desempeño profesional sin embargo plantean que la utilizan poco el 88% lo desconoce.

TÍTULO: LA SUPERACIÓN PROFESIONAL DEL PERSONAL DE ENFERMERÍA DE
LA ATENCIÓN PRIMARIA DE SALUD EN TEMAS DE ALIMENTACIÓN Y NUTRICIÓN HUMANA.

Investigación
Original

Conclusiones.

1. La sistematización y el estudio histórico lógico realizado posibilitó la identificación de los antecedentes teóricos y enfoques que sustentan la superación profesional del personal de enfermería en la alimentación y nutrición humana desde las Ciencias Pedagógicas y de la Educación Médica. Se fundamenta la importancia que se le concede a la alimentación y nutrición humana en función de estilos de vida saludable en los pacientes. Esto determina la necesidad del redimensionar la concepción de la superación profesional.

2. El proceso de diagnóstico realizado sobre el estado actual de la superación profesional del personal de enfermería de la atención primaria de salud (APS), en alimentación y nutrición humana al, permitió identificar los problemas y potencialidades que presentan desde lo cognitivo, procedimental y actitudinal, lo que demostró la insuficiente preparación sobre el tema de estos profesionales y la necesidad de una alternativa de superación profesional que dinamice su desarrollo y contribuya a dar una respuesta científicamente argumentada a las prioridades de la superación profesional en alimentación y nutrición humana en esta área de atención en el territorio de Cienfuegos.

Recomendaciones.

1. Ampliar las oportunidades del posgrado en temas de Alimentación y Nutrición, aumentando el número de cursos, entrenamientos y diplomados.

TÍTULO: LA SUPERACIÓN PROFESIONAL DEL PERSONAL DE ENFERMERÍA DE

LA ATENCIÓN PRIMARIA DE SALUD EN TEMAS DE ALIMENTACIÓN Y NUTRICIÓN HUMANA.

Investigación
Original

Referencias Bibliográficas.

- Resolución No. 140 /2019. Reglamento de la Educación de Posgrado de la República de Cuba. Ministerio de Salud Pública. La Habana, Cuba.; 2019. https://www.gacetaoficial.gob.cu/es/resolucion-140-de-2019-de-ministerio-de-educacion-superior

- Martínez, F. Administración y gestión de los servicios de Enfermería. Editorial Ciencias Médicas Habana. 2006; 247. www.revtecnología.sld.cu.

- Torres Esperón, M; Urbina, Laza., O. Ampliación del perfil de desempeño de la enfermera del Equipo Básico de Salud, en función de la mejora de la atención médica integral dispensarizada. CDS Dirección en Salud II La Habana: Escuela Nacional de Salud Pública, MINSAP. 2005;1: 15. http://scielo.sld.cu/scielo.

- Puig, Y. Díaz-Canel en el Consejo de Ministros: Todo lo que hagamos tiene que tener una articulación en el municipio. Periódico Granma. La Habana, Cuba.; 2020 Jul 26;1. https://www.granma.cu/cuba.

- OMS. Dieta, nutrición y prevención de enfermedades crónicas. [Internet]. Ginebra.; 2003. Report No. 916. Available from: Disponible en http://www.who.int/nutrition/publications/obesity/WHO_TRS_916_spa.Pdf

- González ,LT; Cuesta,;, Pérez ,L., et al. El Programa del médico y enfermera de la familia: desarrollo del modelo de atención médica en Cuba. Rev Panam Salud Pública. 42:e31.

- González, M. Estado del conocimiento del personal de Enfermería sobre temas de Nutrición clínica. RCAN Rev Cubana AlimentNutr. 2013;44–64. http://www.revalnutricion.sld.cu/index.php/rcan/article/view/255.

- Ramos, V. Estrategia de superación en mamografía para el mejoramiento del desempeño profesional del tecnólogo en Imagenología. [Tesis doctoral]. La Habana. 10. https://scholar.google.com.cu/citations?user=uw8UQOEAAAAJ&hl=es.

- Figueredo Mesa, Y. Estrategia de superación profesional para los médicos de familia para el desarrollo de la medicina natural y tradicional en el tratamiento al adulto mayor con dolor en el sistema osteomioarticular. Revista Cubana de Tecnología de la Salud [Internet]. 10 Número 3. Available from: .www.revtecnología.sld.cu.

- Díaz, LA. Evaluación curricular. Educ Med Super [Internet]. 2013; 27(2):7. http://www.ems.sld.cu/index.php/ems/article/view/160/83.

- Luengo, CE; Sanhueza, O. Formación del licenciado en Enfermería en América Latina. Aquichan. 2016;16(2):240-55.10.

TÍTULO: LA SUPERACIÓN PROFESIONAL DEL PERSONAL DE ENFERMERÍA DE

LA ATENCIÓN PRIMARIA DE SALUD EN TEMAS DE ALIMENTACIÓN Y NUTRICIÓN HUMANA.

Investigación
Original

http://www.scielo.org.co/scielo.php?script=sci_arttext&pid=S165759972016000200
011.

• Salas, RS; Salas ,MA. formativo del médico cubano. Bases teóricas y metodológicas. 2017; Available from: Disponible en: http://www.bvs.sld.cu/libros_texto/modelo_formativo_medico_cubano/indice_p.htm.

• Carvalho, V. Globalización y competitividad: contexto desafiante para la formación de enfermería Esc Anna Nery [Internet]. 2011;15 (1): 171-9:15. http://www.scielo.org.co/scielo.php?script=sci_arttext&pid=S165759972016000200
011

• Rojas, F. la Atención Primaria de Salud. Revista Cubana de Salud Pública. 2011;37 (4):542-545.10. http://scielo.sld.cu/scielo.php?script=sci_arttext&pid=S0864-34662011000400019

• Salas, R.S. La Calidad en el desarrollo profesional: avances y desafíos. Educ Med Super. 2000 May; 14 (2).136–47. http://scielo.sld.cu/scielo.php?script=sci_arttext&pid=S0864-21412000000200003

• Valiente, P. La concepción sistémica de la superación de los directores de secundaria básica. Tesis en opción al grado científico de Doctor en Ciencias Pedagógicas. 2001;15. http://revistaccuba.sld.cu/index.php/revacc/article/view/415

• Padilla Suárez, E; Suárez Isaqui ,L., et al. La evaluación médica en la atención primaria de salud. RevMéd Electrón [Internet] [Internet]. 2013 Mar;36(2). Available from: Disponible en: http://www.revmatanzas.sld.cu/revista%20medica/ano%202014/vol2%202014/tema
13.

• Barco V, Ramírez,M; Alvárez, Z; Rodríguez, F. La superación continúa de enfermería y su contribución al desempeño de excelencia. Rev Cubana Enfermer [Internet]. 2017;33(1).8. http://revistaccuba.sld.cu/index.php/revacc/article/view/415

• Benet ,M. Las publicaciones cubanas sobre la atención primaria de salud: una ausencia imperdonable. MEDICC Rev [Internet]. 2013;Apr;15(2). Available from: Disponible en: http://medicc.org/mediccreview/pdf.php?lang=&id=306.esp

• Alonso, O; Lazo, M;Avila, M. Modelo de cuidados para la práctica clínica de enfermería en pacientes con afecciones traumatológicas y ortopédicas. En I Jornada de Doctores en Ciencias de la UCMH, La Habana [Internet]. 2015; Available from: [Disponible en]: http://doccien2015.sld.cu/index.php/2015/2015/paper/view/44/27

• Costa, M;López; E. para la salud: Guía práctica para promover estilos de vida saludables. Madrid: Pirámide. 1ªed.536. https://dialnet.unirioja.es/servlet/articulo?codigo=7591898

TÍTULO: LA SUPERACIÓN PROFESIONAL DEL PERSONAL DE ENFERMERÍA DE

LA ATENCIÓN PRIMARIA DE SALUD EN TEMAS DE ALIMENTACIÓN Y NUTRICIÓN HUMANA.

Investigación
Original

- Superación profesional de posgrado en la atención primaria de salud. Una estrategia didáctica para la modificación de comportamientos y conductas a favor de los estilos de vida saludables. [Tesis en opción del grado científico de Doctor en Ciencias Pedagógicas]. Santiago de Cuba: Universidad "Frank País García." 2011;9. http://tesis.sld.cu ›

Gonzalez -Sánchez, A. Superación profesional del tutor en la carrera Enfermería para el mejoramiento de su desempeño. Revista Médica Electrón. 2018;40(5):11.http://www.revmedicaelectronica.sld.cu ›

- Hernández, M, Dra. Plasencia, D; et al. Temas de Nutrición Básica. Editorial Ciencias Médicas, La Habana, Cuba. 2008;1. 280. http://www.bvscuba.sld.cu/clasificacion-de-libro/libros-de-autores-cubanos/

ANEXO 1-. ENCUESTA AL PROFESIONAL DE ENFERMERÍA

Objetivo: Identificar las potencialidades y necesidades de la formación que posee el personal de enfermería sobre la problemática relacionada con la alimentación y nutrición humana, a partir de sus propios criterios.

Estimado colega: Con motivo de estar realizándose una investigación sobre la superación profesional del personal de enfermería en alimentación y nutrición humana, se solicita comedidamente su cooperación respondiendo con objetividad las preguntas contenidas en esta encuesta. Agradecemos su colaboración.

1 DATOS GENERALES.

Marque con una (X) según convenga

1.1.- Experiencia profesional:

De 1-5 años. _____ De 6-10 años. _____ De 1-15 años. _____ De 16-20 años. _____ Más de 20 años. _____

1.2. Formación académica posgraduada:

Especialización que posee en:

Diplomados en:_____

2. CONOCIMIENTOS QUE POSEE SOBRE LA ALIMENTACIÓN Y NUTRICIÓN HUMANA

Marque con una (X) según convenga.

2.1- En el plan de estudio de la carrera de Licenciatura en enfermería recibió temas de nutrición y alimentación humana. Rara Vez: _____ Nunca_____ No Sé_____

2.2. Defina los conceptos de alimentación y nutrición humana:

TÍTULO: LA SUPERACIÓN PROFESIONAL DEL PERSONAL DE ENFERMERÍA DE

LA ATENCIÓN PRIMARIA DE SALUD EN TEMAS DE ALIMENTACIÓN Y NUTRICIÓN HUMANA.

Investigación
Original

___ La alimentación y nutrición es un proceso involuntario que estudia los procedimientos de crecimiento, mantenimiento y reparación del organismo en función de los componentes de los alimentos.

___ Lanutrición es la ciencia que estudia los procedimientos de crecimiento, mantenimiento y reparación del organismo en función de los componentes de los alimentos.

___ La nutrición es la ciencia que estudia la forma y el arte de combinar los alimentos con el fin de lograr un modo   y estilo de alimentación adecuados en función de las necesidades.

___ La alimentación es el proceso de ingerir alimentos, aunque en el ser humano adquiere otras dimensiones sociales y culturales.

____ La alimentación es un acto voluntario que se encarga del estudio de los regímenes alimenticios en la enfermedad.

2.3. Seleccione los principales problemas que según a su criterio están afectando el cuadro de salud en relación con la alimentación y nutrición humana:

__ Desconocimiento de las guías alimentarias para la población cubana mayores de2 años de edad.

__ Desconocimiento de las guías alimentarias para la población cubana niños (as) hasta 2 años de edad.

__ No utilización de la lactancia materna exclusiva hasta los seis meses de edad.

__ Introducción de la alimentación complementaria precoz.

__ Introducción de la alimentación complementaria tardía.

__ Aumento del consumo de alimentos ricos en azúcares o industrializados.

__ Aumento del consumo de alimentos chatarras (alimentos fritos).

__ Poco consumo de frutas y vegetales.

__ Aumento en la población de las Enfermedades Crónicas no Transmisibles (ECNT)

__ Inseguridad alimentaria

__ Cambio climático.

__Otros,

¿cuáles?_____

3. FUENTES DE OBTENCIÓN DE INFORMACIÓN SOBRE ALIMENTACIÓN Y NUTRICIÓN HUMANA

TÍTULO: LA SUPERACIÓN PROFESIONAL DEL PERSONAL DE ENFERMERÍA DE
LA ATENCIÓN PRIMARIA DE SALUD EN TEMAS DE ALIMENTACIÓN Y NUTRICIÓN HUMANA.

Investigación
Original

3.1.- Señale de las siguientes fuentes de obtención de información, las que contribuyen a su actualización en la temática sobre alimentación y nutrición humana:

__Cursos de superación __ Bibliografía especializada __ Prensa plana y escrita __

Trabajo científico __ Cine, televisión, radio __ Conferencias científicas __

Internet __ Eventos científicos__ TIC

__Otras ¿Cuáles?, _____

4. FORMACIÓN POSGRADUADA RECIBIDA SOBRE ALIMENTACIÓNY NUTRICIÓN HUMANA

Marque con una (X) según convenga.

4.1 ¿Cómo valora el estado de su formación en alimentación y nutrición humana?

Muy favorable____ Favorable ___ Medianamente favorable___ Poco favorable____

4.2. ¿Ha participado en alguna estrategia de superación profesional en alimentación y nutrición humana?

Sí ___ No___

4.3. ¿Cuál es el grado de satisfacción que posee en cuanto a la formación posgraduada recibida sobre alimentación y nutrición humana? Alta _____ Media _____ Baja _____ Ninguna _____

4.4. ¿De las formas de organización de la superación profesional que se relacionan a continuación, seleccione las que considere más apropiadas?

_____ Talleres _____ Autopreparación _____ Conferencias _____ Seminarios _____

Cursos de postgrado _____ Diplomados _____ Asesorías _____ Entrenamientos _____

Autosuperación _____ Intercambio de experiencias _____ Debate científico

_____Otras

¿Cuáles?:_____

4.5. ¿Cómo valora la necesidad de la superación profesional en alimentación y nutrición humana para enfrentar las funciones asistenciales y administrativas en el área de salud?

___ Alta ___ Media ___ Baja _____ Ninguna

4.6. ¿Cómo valora su disposición para participar en un proceso de superación profesional en alimentación y nutrición humana? _____ Alta _____ Media _____ Baja _____ Ninguna

TÍTULO: LA SUPERACIÓN PROFESIONAL DEL PERSONAL DE ENFERMERÍA DE
LA ATENCIÓN PRIMARIA DE SALUD EN TEMAS DE ALIMENTACIÓN Y NUTRICIÓN HUMANA.

Investigación
Original

4.7. En el proceso de superación profesional en alimentación y nutrición humana usted está en condiciones de:

__ Desarrollar algunos temas de alimentación y nutrición humana en las formas de organización de las modalidades de superación que se implementen.

__ Diseñar actividades asistenciales y administrativas con este propósito.

__ Desarrollar la alimentación y nutrición humana en colaboración con otros profesionales con enfoque multidisciplinario.

__ Conducir los debates sobre el tema.

__Otras

¿Cuáles?:_____

4.8. De los siguientes temas generales sobre alimentación y nutrición humana, marque en cuáles tiene necesidad de recibir profundización y actualización:

__ Nutrición y alimentación básica en los diferentes ciclos de la vida.

__ Nutrición en las enfermedades los diferentes ciclos de la vida humana.

__ Nutrición y alimentación en pediatría.

__ Nutrición y alimentación en la embarazada.

__ Nutrición y alimentación en el adulto y la tercera edad.

Otros:____Cuáles?:_____

____

4.9. ¿Cuáles son los enfoques más usuales en el tratamiento de la alimentación y nutrición humana por los profesionales de salud? Enfoque disciplinar _____, Enfoque interdisciplinar _____,Como eje transversal _____

4.10. Conoce y tiene a su alcance algunas fuentes (libros, revistas, software, etc.) de información que le faciliten un desempeño óptimo en sus funciones sobre la alimentación y nutrición humana. a) Sí___ No__

Anexo 2.

TÍTULO: LA SUPERACIÓN PROFESIONAL DEL PERSONAL DE ENFERMERÍA DE

LA ATENCIÓN PRIMARIA DE SALUD EN TEMAS DE ALIMENTACIÓN Y NUTRICIÓN HUMANA.

Investigación
Original

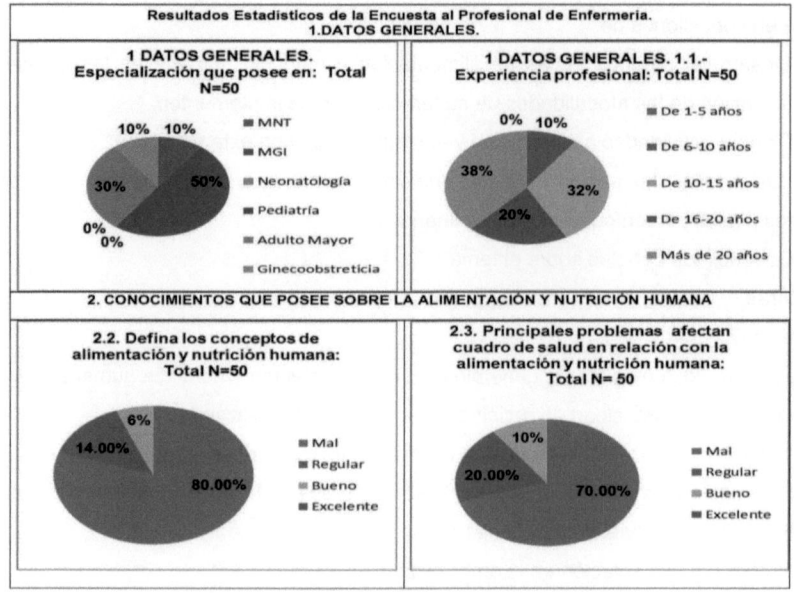

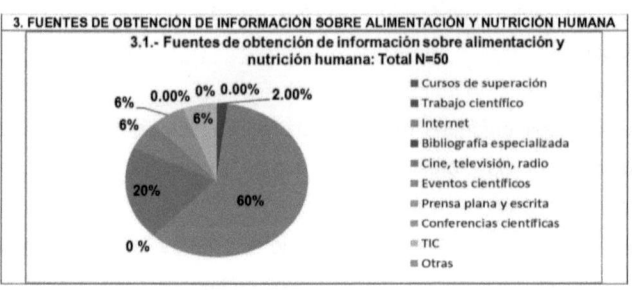

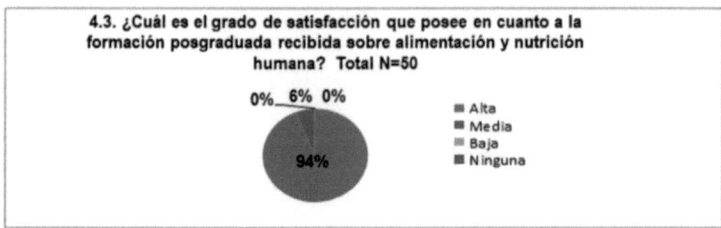

TÍTULO: LA SUPERACIÓN PROFESIONAL DEL PERSONAL DE ENFERMERÍA DE
LA ATENCIÓN PRIMARIA DE SALUD EN TEMAS DE ALIMENTACIÓN Y NUTRICIÓN HUMANA.

Investigación
Original

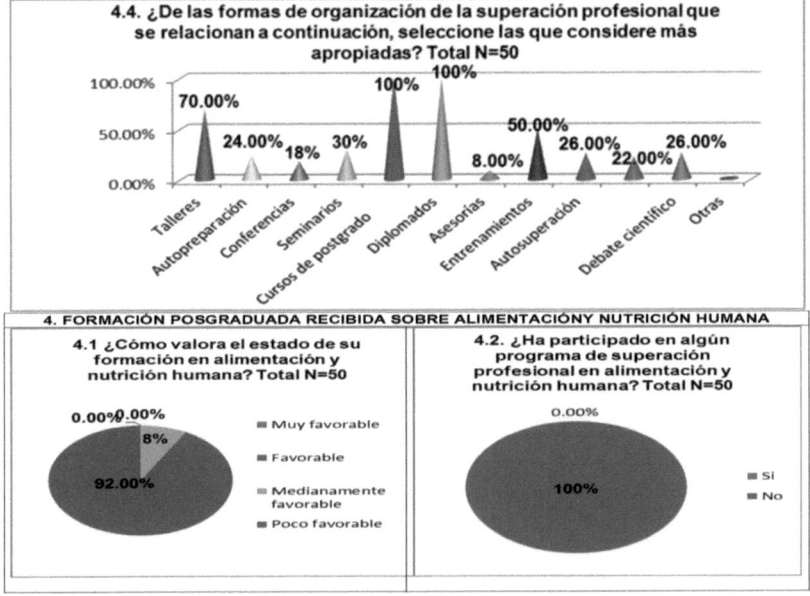

4. FORMACIÓN POSGRADUADA RECIBIDA SOBRE ALIMENTACIÓN Y NUTRICIÓN HUMANA

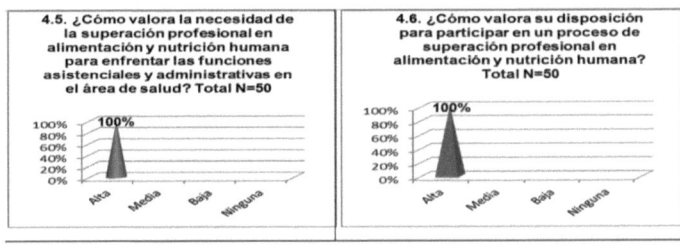

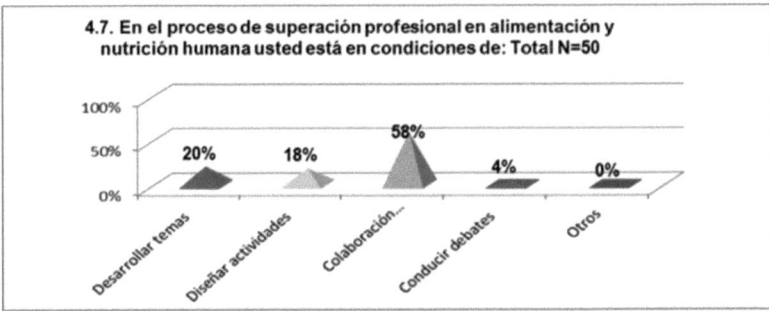

TÍTULO: LA SUPERACIÓN PROFESIONAL DEL PERSONAL DE ENFERMERÍA DE

LA ATENCIÓN PRIMARIA DE SALUD EN TEMAS DE ALIMENTACIÓN Y NUTRICIÓN HUMANA.

Investigación
Original

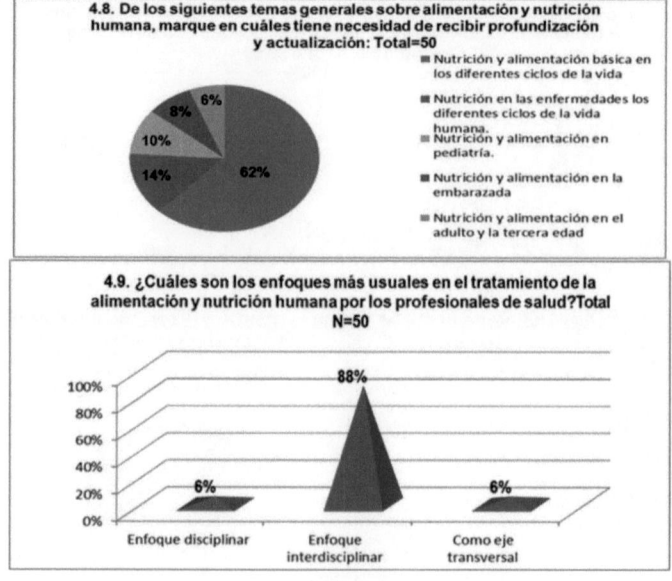

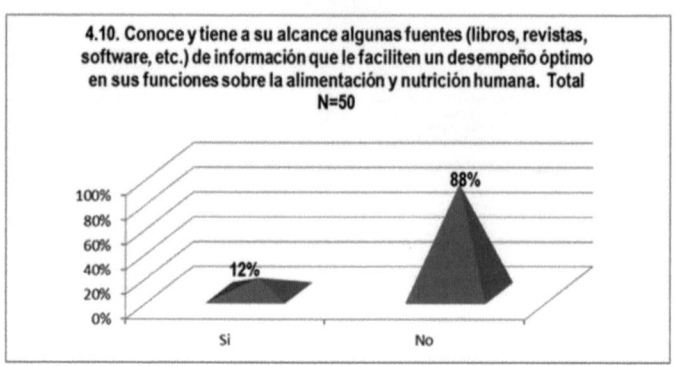